MÉMOIRE

sur

L'EAU DE SELTERS

NATURELLE.

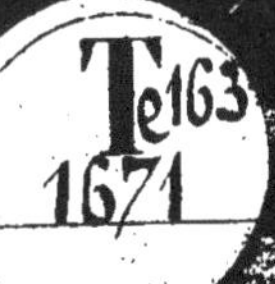

MÉMOIRE

SUR

L'EAU DE SELTERS.

COSSON, IMPRIMEUR DE L'ACADÉMIE ROYALE DE MÉDECINE,
RUE SAINT-GERMAIN-DES-PRÉS, 9.

MÉMOIRE

SUR

L'EAU DE SELTERS

OU

DE SELTZ NATURELLE.

SA SOURCE DANS LE DUCHÉ DE NASSAU;
SA SUPÉRIORITÉ SUR L'EAU DE SELTERS FACTICE;
SA COMPOSITION CHIMIQUE;
SES VERTUS CURATIVES ET HYGIÉNIQUES;

PAR

ÉMILE JACQUEMIN,

PROFESSEUR D'HISTOIRE NATURELLE, MEMBRE DE L'ACADÉMIE IMPÉRIALE ET PRUSSIENNE DES NATURALISTES DE BONN, ETC.

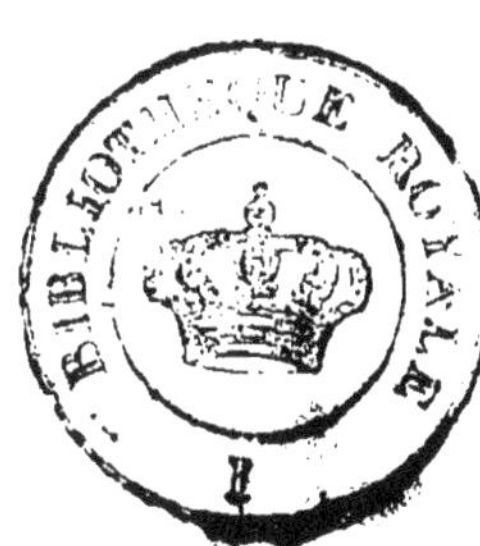

PARIS,

J.-B. BAILLIÈRE,

LIBRAIRE DE L'ACADÉMIE ROYALE DE MÉDECINE,
Rue de l'École de Médecine, n° 17.

LONDRES, H. BAILLIÈRE, 219, REGENT-STREET.

MATHIAS, libraire d'ouvrages scientifiques et industriels,
QUAI MALAQUAIS, 15.

1841.

MÉMOIRE

SUR

L'EAU DE SELTERS,

OU

DE SELTZ NATURELLE.

SA SOURCE DANS LE DUCHÉ DE NASSAU;
SA SUPÉRIORITÉ SUR L'EAU DE SELTERS FACTICE;
SA COMPOSITION CHIMIQUE;
SES VERTUS CURATIVES ET HYGIÉNIQUES;

PAR

ÉMILE JACQUEMIN,

PROFESSEUR D'HISTOIRE NATURELLE, MEMBRE DE L'ACADÉMIE IMPÉRIALE
ET PRUSSIENNE DES NATURALISTES DE BONN, ETC.

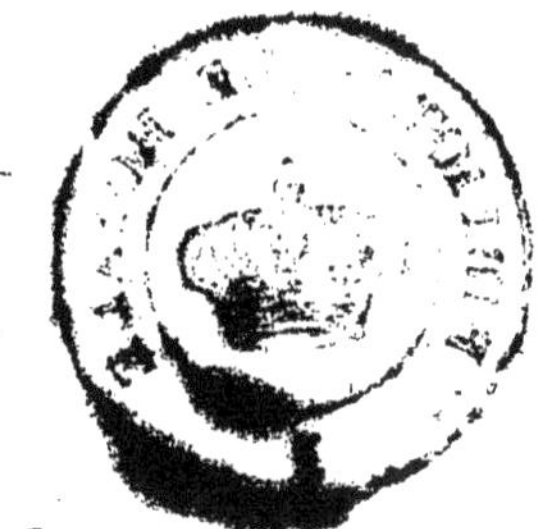

PARIS,

J.-B. BAILLIÈRE,

LIBRAIRE DE L'ACADÉMIE ROYALE DE MÉDECINE,
Rue de l'École de Médecine, n° 17;
LONDRES, H. BAILLIÈRE, 219, REGENT-STREET.
MATHIAS, libraire d'ouvrages scientifiques et industriels,
quai Malaquais, 15.

1841.

Vous avez remonté le Rhin sur un des élégans bateaux à vapeur qui sillonnent ce fleuve; devant vous ont passé tour-à-tour Cologne, la vieille et vénérable cité; Bonn si fière de son université, Neuwied la coquette, Coblentz, récente et redoutable forteresse, puis bien d'autres villes encore et je ne sais combien de gros et riches villages; sur chaque rocher, sur chaque montagne vous avez vu perché quelque antique manoir, tantôt tombant en ruines de toutes parts, tantôt échappé tout entier aux ravages du temps; en un mot, le long de l'une et de l'autre rive s'est déroulé sous vos yeux le paysage le plus magnifiquement rempli. Mais tout-à-coup le Rhin s'agite, gronde, écume, car il vient de rencontrer une de ces résistances auxquelles son orgueil n'est point accoutumé :

c'est une digue de rochers qui le coupe dans toute sa largeur, ne lui laissant qu'une étroite ouverture pour l'écoulement de ses eaux. Une tour, dont les siècles, la glace et les ondes ont rongé la base, s'élève comme un phare à l'entrée du gouffre, pour avertir de loin le navigateur forcé de s'engager dans ce périlleux passage du *Bingerloch*. Votre bateau s'arrête et vous dépose à terre, et quelques instans de marche vous conduisent dans la jolie petite ville de Rüdesheim. Vous voilà dans le *Rheingau*, sur le territoire du duché de Nassau, la plus intéressante contrée de l'Allemagne, celle que la nature a le plus généreusement dotée. Elle commence après les provinces rhénanes de la Prusse, dans l'angle que le Mein forme avec le Rhin en allant porter ses eaux dans les siennes. Le Rheingau, c'est-à-dire la portion du duché située le long du fleuve, est un vaste et délicieux jardin qui s'étend depuis Mayence jusqu'à Rüdesheim; on l'a appelé, et avec raison, le *paradis de l'Allemagne*. Le Rhin quittant près de Mayence la direction nord pour couler à l'occident, ce petit pays se trouve par là exposé au midi et jouit d'un climat presque tropical. Aussi, quel luxe de végétation! comme la vigne tapisse tous les côteaux! elle se prolonge même jusque sur le sommet des montagnes. Les meilleurs vins du Rhin croissent dans le Rheingau. On y trouve d'abord le fameux *Johannisberg*, qui se récolte sur la pente méridionale de la montagne de ce nom, et dont son heureux possesseur, M. de Metternich, ne fournit que les caves royales. Ensuite vient le *Steinberg*, qui le surpasse peut-être, et qui aurait une réputation tout aussi européenne s'il était connu depuis plus long-temps; mais avant d'appartenir au duc de Nassau, le vignoble de cent arpens qui le produit était la propriété d'une riche abbaye, et les moines, jaloux d'un pareil trésor, avaient bien soin que ce vin précieux ne mouillât aucune lèvre profane. Il faut citer encore, et je ne parle ici que des vins les plus estimés, le *Rüdesheimer*, le *Markebrunner*, le *Grævenberger*, le *Hochheimer Domdecanay*, l'*Asmanshâuser*, *le Rauenthaler*. Le *Rheingau* possède vingt mille arpens de vignes, et tous les ans il récolte près de cent mille quintaux de vin, c'est-à-dire pour une valeur de plusieurs millions de francs.

Mais la principale richesse du pays de Nassau, c'est le *Taunus* qui la lui fournit. Cette chaîne de montagnes donne naissance à un nombre prodigieux de sources d'eau minérale, dont chacune est pour le pays un véritable *Pactole;* chaque vallon, chaque village, chaque rocher, pour ainsi dire, a la sienne, et toutes sont des plus célèbres.

L'*eau de Selters* (c'est par corruption que nous écrivons *Seltz*), dont la source jaillit près de la petite ville de *Niederselters*, s'expédie partout, et partout on la contrefait. *Wiesbaden*, grâce aux propriétés salutaires de ses eaux, compte chaque été, dans son sein, plus de trente mille baigneurs; quinze mille personnes, malades ou bien portantes, se réunissent aux bains d'*Ems*, ce rendez-vous des têtes couronnées, des diplomates et des hommes d'état; les eaux de *Schwalbach* n'attirent pas une foule moindre. Celles de *Schlangenbad* valent à ce petit endroit au moins deux mille visiteurs. Nous citerons encore parmi les principales sources du Taunus les *eaux de Fachingen* et de *Geilnau*, situées toutes deux dans la vallée si pittoresque que sillonne le Lahn, près de l'antique ville de Dietz, l'ancienne et opulente résidence des gouverneurs de la Hollande; les sources si justement renommées de *Soden* et de *Weilbach*, la première dans les environs de Frankfort-sur-le-Mein, et la dernière non loin de Mayence, et qui toutes réunissent de nombreux visiteurs. Tout ce monde laisse chaque année, dans le pays de Nassau, plus de cinquante millions de francs.

Suivez la romantique vallée de la *Lahn*, ainsi nommée d'une petite rivière qui coupe le duché en deux et va se jeter dans le Rhin, à quelques lieues au-dessous d'*Ems*; ou plutôt prenez une de ces belles routes qui sillonnent le *Taunus* dans tous les sens, joignant ensemble *Mayence*, *Francfort*, *Wiesbaden*, *Ems*, *Rüdesheim*, et tous les autres points principaux du duché. Après avoir traversé de riantes et fertiles campagnes, et salué tout le long du chemin des débris du moyen-âge et d'autres débris encore qui attestent le long séjour des Romains dans le Taunus, vous arrivez dans la fraîche et gracieuse vallée baignée par le ruisseau d'*Emsbach*. De charmantes collines, des champs couverts d'épis, des bouquets de bois, de magnifiques vergers, tels sont les objets principaux dont le paysage se compose. Vous êtes encore à plusieurs lieues de la source de *Selters*, que déjà vous vous apercevez de l'aisance qu'elle répand dans toute la contrée; tout vous charme, et le soin avec lequel les prairies sont entretenues, et la belle culture des forêts, et surtout la propreté, l'élégance des villages à moitié cachés par des rideaux d'arbres fruitiers.

Enfin un groupe de bâtimens se présente, dont la disposition et l'étendue vous font juger qu'il s'agit d'un établissement important; vous y pénétrez, et vous voyez jaillir au milieu de la cour une source d'eau minérale : c'est en effet la fameuse *source de Selters* que vous avez devant les yeux.

Voyez comme tout s'agite autour de vous, comme les travaux sont bien distribués, comme chaque opération se fait avec méthode, avec soin. C'est un curieux spectacle et tout nouveau pour vous, je le parie, que ces nombreux bataillons de jeunes filles disséminés çà et là, et s'aquittant chacune avec une égale ardeur de la tâche qui lui est assignée. Les unes, groupées autour du bassin, remplissent des cruches et des demi-cruches, que d'autres, placées derrière, prennent ensuite pour les ranger en lignes. En voici qui arrivent avec des paniers pleins de bouchons de liége, et en un instant toutes les cruches se trouvent bouchées; une nouvelle bande s'en empare pour les cacheter et les étiqueter. De quelque côté que vous tourniez les yeux, vous apercevez d'énormes piles de cruches s'élevant, les unes derrière les autres, jusqu'à la hauteur d'un troisième étage, et aussi régulièrement espacées que les compagnies d'un régiment qui défile à la parade. Entre ces lignes de grès circule un essaim d'individus occupés à faire voyager les cruches d'une partie à l'autre de l'établissement. Dans les vastes bâtimens qui vous entourent sont établis les bureaux de l'administration ducale, les logemens du directeur et des principaux employés; puis des magasins, des ateliers, de longues et vastes galeries qui jamais ne désemplissent. Plus loin est un corps de logis pour le commandant militaire chargé de la surveillance et du maintien de l'ordre.

A toute heure du jour, les différentes routes qui aboutissent à l'établissement, routes parfaitement entretenues, sont couvertes de longues files de voitures qui partent ou qui reviennent : celles-ci rapportent des cruches vides, des bouchons, des matériaux d'emballage ; celles-là sont chargées de cruches pleines, qu'on envoie dans toutes les parties du monde. C'est vraiment un plaisir d'assister à tout ce mouvement, d'entendre, aux heures où les chargemens ont lieu, le bruit occasioné par tous ces milliers de cruches qui s'entrechoquent en passant de main en main.

Il est rare que vous soyez seul spectateur de ces scènes animées : chaque année il vient là de tous les points des médecins, des naturalistes, des chimistes, une foule de malades et de simples curieux ; ceux-ci pour étudier la composition de l'eau de la source ou ses qualités curatives, ceux-là pour demander le rétablissement d'une santé chancelante, beaucoup aussi pour avoir une page intéressante de plus à ajouter au récit de leurs excursions. Cette eau si claire, si appétissante, qui jaillit en roulant de grosses perles, vous ne pouvez pas résister à l'envie d'en boire, tant elle est délicieuse.

La source jaillit avec force, et se trouve vigoureusement lancée dans son vaste réservoir. Quoiqu'elle ait là douze pieds de profondeur, son eau est si claire, si pure, qu'on peut voir les nombreuses bulles de gaz sortir de la terre, monter comme autant de perles, et traverser rapidement les couches d'eau, pour venir crever à la surface.

L'énorme quantité de *gaz acide carbonique* que cette eau renferme, et qui surpasse d'un quart son volume, lui communique ce goût piquant, aigrelet, alcalin, qui affecte si agréablement la langue en même temps qu'il rafraîchit et anime tout l'organisme. Dans le verre, vous la voyez se convertir en des milliers de bulles de gaz d'une blancheur éclatante, dont les unes se fixent au cristal, tandis que les autres remontent en courant, et s'évanouissent à mesure qu'elles arrivent au bord. Exposez le verre, pendant quelques instans seulement, à l'influence de l'air atmosphérique, et vous sentirez déjà le goût si agréable du *carbonate de soude*, qui constitue un des principes essentiels de l'eau de Selters.

La température de cette eau, au moment où elle sort du sein de la terre, va de 13° 33 à 15° 11 Réaumur, ou de 62° à 66° du termomètre de Fahrenheit. M. le professeur *Bischof*, de Bonn, connu par son bel ouvrage sur la chaleur centrale du globe, la trouva, le 23 avril, à 10 heures du soir, de 12° 5 Réaumur, celle de l'air étant de 8° 05.

Cependant il est fort probable que ces différences de température n'existent point dans la nature, et qu'elles sont le fait des instrumens divers qu'on a employés, des procédés divers qu'on a suivis pour les observations. Mais, quel que soit le chiffre que l'on admette, il reste prouvé que la chaleur propre de la source dépasse la température moyenne du sol d'où elle jaillit. Ce résultat mérite d'autant plus d'être noté, que les deux sources minérales voisines, celle de *Fachingen* et celle de *Geilnau*, qui jouissent, la première surtout, d'une grande célébrité, ont une température *inférieure* à celle de la source de Selters : la température de la source de *Fachingen* est de 8° Réaumur, sous une température atmosphérique de 12° ; celle de la source de *Geilnau* est de 8° 5 sous une température atmosphérique de 14° 5.

L'eau de Selters contient, au sortir de la source, des traces de *fer* et de *manganèse*. Peu d'instans après, le fer a déjà été précipité par l'oxygène de l'air atmosphérique contenu dans l'eau, et le protoxyde de fer se trouve par cette réaction complétement oxydé, ainsi que l'a prouvé jusqu'à l'évidence l'analyse chimique ; car aucun réactif n'a jamais pu démontrer la moindre trace de fer dans l'eau de Selters rendue à sa destination.

J'arrive à la partie historique et commerciale.

I.

HISTOIRE ET COMMERCE.

La source minérale de *Niederselters* est sans contredit la première et la plus connue de l'Europe ; sa réputation s'est répandue à la fois sur l'un et sur l'autre hémisphère. En effet, est-il un pays, est-il une ville de quelque importance où l'on ne consomme point d'eau de Selters ?

Les premières notions sur cette source remontent à l'année 1000; à cette époque, elle appartenait à la commune de *Niederselters*, et tous les dimanches les paysans venaient de plusieurs lieues à la ronde se régaler de son eau.

Mais ces notions ne disent rien des vertus curatives de cette eau, qui ne furent découvertes que plus tard. Le hasard, qui a tant enrichi la science, se chargea sans doute de les faire successivement connaître ; constatées ensuite par l'expérience, mises au jour par les écrits des savans, elles commencèrent à faire du bruit partout, et la source, qui pendant tant de siècles avait coulé ignorée, mérita enfin les bénédictions de l'humanité souffrante.

Déjà, vers le milieu du 16e siècle, on vantait beaucoup ses eaux comme médicament et comme boisson. Le célèbre *Tabernæmontanus* s'en constitua l'apologiste dans un livre intitulé : « *Les nouvelles richesses d'eaux minérales*, » qui parut en 1581 : le chapitre XXV de ce livre est consacré à l'éloge du « très-grand et très-beau *puits minéral* de Selters, si gaiement et si magnifiquement encadré. »

La guerre de Trente ans, qui changea si brusquement la face de l'Allemagne, porta ses ravages jusque dans la paisible vallée de l'*Emsbach*. Les hordes dévastatrices qui parcouraient alors ce malheureux pays, brûlant ou renversant tout ce qu'elles trouvaient sur leur passage, et ne respectant pas même les choses les plus utiles, se plurent à briser le beau bassin qui servait de lit à la source de Selters, et la laissèrent ensevelie sous les décombres. Enfin, lorsque la paix fut revenue fermer toutes les blessures, la source reparut plus belle encore qu'auparavant, et en 1681 son bassin lui fut rendu par les soins du bailli *Hohenfeld*.

Cependant elle ne parvint à la grande célébrité dont elle jouit aujourd'hui, que vers le commencement du 18e siècle. Depuis cette époque, c'est-à-dire pendant une période d'environ cent cinquante ans, l'eau de Selters a pénétré dans tous les pays du monde, et partout on n'a cessé d'en apprécier l'excellence. Ces cruchons rouge de brique, qui d'abord ne circulaient que dans un espace fort restreint, ont fini par envahir tous les chemins, par arriver dans tous les points les plus éloignés, et là où aucune autre eau minérale n'a jamais paru; ils ont suivi l'Européen partout où celui-ci a été fonder des colonies, établir des comptoirs ou des plantations. Et c'est ainsi, disons le dès à présent, que l'usage de l'eau de Selters prendra une extension immense, extension en rapport avec les progrès de la colonisation des Européens dans toutes les parties du monde.

Déjà, sur les rives du *Gange* et de l'*Indus*, l'eau de Selters est connue pour être la boisson la plus rafraîchissante, la plus efficace contre la chaleur brûlante des tropiques; les colons des îles de l'*Archipel* indien, d'*Adelaïde* et de *Sidney*, la regardent comme le don le plus précieux que l'Europe puisse leur faire. Aussi, dans ces derniers temps, l'eau de Selters et les vins du Rhin ont-ils trouvé en Orient et dans le Nouveau-Monde leurs plus vastes débouchés. Cette source envoie son eau, par la voie des vaisseaux marchands, jusque dans les contrées méridionales de la Nouvelle-Hollande, dans les presqu'îles de *Kangaroo* et de *Tasmanie*, où le colon l'appelle à son aide, soit pour pouvoir résister à l'ardeur du soleil, soit pour rétablir sa santé altérée par un climat brûlant.

Les quantités expédiées dans l'Amérique du sud et dans les États-Unis ne sont pas moins considérables. Partout dans le Nouveau-Monde on vous sert de l'eau de Selters, depuis *New-York* jusqu'à *Rio-Janeiro ;* vous pouvez en demander à *Lima*, à *Valparaiso*, à *Saint-Iago*, tout comme à *Baltimore* et à *Philadelphie*. Malgré ces longs voyages qu'elle fait sur mer et sur terre, voyages pendant lesquels elle est obligée de rester constamment dans des cruchons en terre cuite, les témoignages les plus authentiques se réunissent pour prouver qu'elle arrive dans tous les pays, sous tous les climats, sans être aucunement altérée, sans avoir perdu aucune de ses propriétés ; elle arrive à *Paris*, à *Londres*, à *Vienne*, sur les bords de la *Méditerranée*, à *Pétersbourg*, à *Stockholm*, à *Copenhague*, aussi spiritueuse, aussi perlée qu'on la boit sur les bords du *Rhin* et du *Mein*. Et l'expérience vient tous les ans nous démontrer que les efforts de la chimie industrielle et de la spéculation pour fabriquer et répandre l'eau de Selters factice n'ont fait, surtout dans ces derniers temps, qu'augmenter les commandes et multiplier les envois d'eau de Selters véritable ; le charlatanisme a beau vanter ces sortes de contrefaçons ou vouloir faire adopter des eaux minérales de qualités bien inférieures, les unes et les autres tombent de plus en plus en discrédit. D'ailleurs, la contrefaçon a un adversaire trop redoutable pour qu'elle puisse lutter avec lui : cet adversaire, c'est la nature elle-même; la source de *Niederselters* est tellement abondante, que l'eau qu'elle fournit suffirait aux besoins de la consommation, lors-même que celle-ci deviendrait dix fois plus forte; en effet, l'on reste des mois entiers, durant l'hiver, sans puiser; on ne puise pas non plus la nuit, et pendant ce temps là la source coule toujours.

Le débit de l'eau de Selters est singulièrement favorisé par la situation même de la source : des routes viennent y aboutir de toutes les parties de l'Allemagne; la *Lahn*, qui porte bateaux, coule à peu de distance; *Limbourg*, ville des plus commerçantes, située sur les bords de la rivière, est un entrepôt naturel pour l'eau de Selters, qui de là se rend sur le *Rhin*, cette grande voie commerciale pour l'Allemagne et le monde entier. Elle se dirige sur *Strasbourg* en remontant ce fleuve, et sur nos ports de la Manche en le descendant; de cette manière, elle nous arrive promptement et à peu de frais. *Francfort*, *Mayence*, *Cologne*, *Coblentz* sont ses grands entrepôts. Le *Mein*, le *Necker*, la *Moselle* la transportent dans l'intérieur de la France et de l'Allemagne, où l'attendent mille autres voies qu'il serait trop long d'énumérer.

II.

PROPRIÉTÉS PHYSIQUES ET CHIMIQUES DE L'EAU DE SELTERS.

Ce chapitre nous conduit vers les mystères de la nature. Impuissant à pénétrer dans les entrailles de la terre pour y assister aux opérations successives qu'ont à subir les eaux minérales avant d'acquérir les propriétés qu'elles possèdent lorsqu'elles en sortent, l'homme a demandé à la science de l'éclairer à cet égard. Il s'est attaché à telle ou telle source, il en a suivi tous les mouvemens, et bientôt il s'est senti rempli d'une indicible joie, car il a enfin pu se dire : « Grâce à la science, j'ai forcé la nature à me livrer son secret, et maintenant je puis exécuter dans mon laboratoire l'œuvre du Créateur! ». Mais lorsqu'il s'est mis à songer que depuis des milliers d'années cette source n'avait pas cessé un seul instant de jaillir ; que les siècles qui détruisent les monumens et les empires, n'avaient pu altérer en rien ses qualités bienfaisantes ; qu'elle avait toujours la même température, que sa composition chimique était de tout temps restée la même, alors il a reconnu que toute sa science ne servait qu'à le rendre plus petit en face des œuvres de Dieu.

La source de Selters a son histoire à part, histoire aussi intéressante qu'instructive, et dont nous allons faire connaître les phases principales.

Nous avons déjà dit que cette source avait été pour les chimistes et les naturalistes l'objet de nombreuses recherches. Les forces plutoniques de la terre sont en relation incontestable avec la production de cette eau ; on n'a qu'à examiner dans leurs rapports géognostiques et géologiques les montagnes du bassin de l'Emsbach et du Taunus, pour en demeurer convaincu. Le feu central du globe a singulièrement bouleversé la chaîne du Taunus et les contrées limitrophes. Toutes les sources d'eau minérale auxquelles cette chaîne donne naissance, et en général toutes celles du duché de Nassau, jaillissent, à l'instar des sources minérales du Caucase, du sein des formations volcaniques : Dans le Caucase ce sont des terrains massifs et trachytiques, dans le Taunus des séries de roches basaltiques, accompagnant les sources sur une étendue assez considérable, pour leur livrer enfin passage. L'Allemagne, cette patrie des *Werner*, des *Buch*, des *Humboldt*, des *Léonhard*, maîtres aux nombreux disciples, ne possède plus un seul canton auquel un ou plusieurs géologues n'aient voué leur science. La chaîne du Taunus surtout a été le théâtre d'une foule d'explorations scientifiques, qui toutes ont démontré cet intéressant rapprochement entre les terrains volcaniques et les eaux minérales. C'est ainsi que la célèbre source d'eau thermale de *Wiesbaden* est accompagnée par les basaltes de *Naurod*, de *Rambach* et de *Sonnenberg*; que celle d'*Ems* a dans son voisinage les basaltes qui se trouvent près du *Forste*; et qu'autour de la source des *Selters* on voit la montagne basaltique du *Hornköppel* près de *Niederbrechen* et celle aux environs de *Weyer*.

Il y a 115 ans que *Frédéric Hoffmann*, médecin du roi de Prusse et auteur fort estimé de son temps, soumit le premier l'eau de Selters aux investigations de la science. Un petit écrit de lui, fort remarquable en ce qu'il jetait un jour tout nouveau sur la nature des eaux minérales de Selters, parut en 1738 à Nancy, traduit en français, après avoir eu plusieurs éditions en Allemagne (1). *Hoffmann* s'occupe principalement des propriétés mé-

(1) Il est intitulé : *Considérations profondes sur l'eau de Selters, sa composition, son mode d'action et ses vertus, démontrant en particulier son utilité comme médicament dans diverses maladies, prise, soit pure, soit avec du lait.* Halle, 1727, 1737, 1748 et 1766.

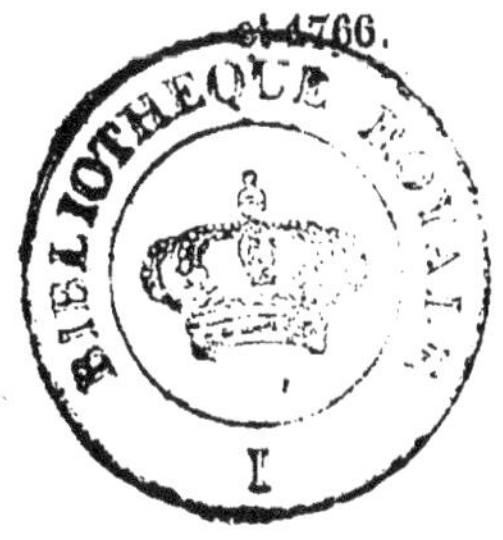

dicales de cette eau, sans négliger cependant de donner quelques notions sur sa composition chimique. Mais ces notions ne pouvaient être que fort incomplètes : à l'époque où ce livre fut écrit, la chimie ne s'était pas encore élevée à la perfection qu'elle atteignit vers la fin du 18e siècle, alors que le fameux chimiste suédois *Tobern Bergmann*, reprenant le travail d'*Hoffmann*, donna la première analyse détaillée de l'eau de Selters. Il fit ses recherches sur de l'eau expédiée en 1770, et en publia les résultats en 1775, dans *Svenska Veterskapets Akademiens Handlingar for året.* 1775. *Bergmann* avait trouvé que 100 pouces cubes d'eau de Selters se composaient de

Carbonate de chaux.	17 grains
— de magnésie.	29 1/2
— de soude.	24
Sel de cuisine ou chlorure de sodium.	109 1/2
	180 grains.

On voit que dans ces quatre élémens reconnus par *Bergmann*, sont confondus une foule de principes dont la découverte était réservée à la chimie moderne, qui en porta le nombre jusqu'à vingt.

Bergmann fit également ses recherches sur de l'eau expédiée. Il y trouva, par l'ébullition, jusqu'à

60 pouces cubes d'acide carbonique. Cette quantité excita l'étonnement, en même temps qu'elle constata un fait curieux pour la science, c'est-à-dire l'abondance peu commune de ce gaz dans les eaux minérales. Quant à la pesanteur spécifique de l'eau de Selters, *Bergmann* la trouva de 1,0027 sous une température de 15° Cels.

Ces analyses, tout imparfaites qu'elles étaient, servirent fort long-temps de règle pour la fabrication de l'eau de Selters artificielle; elles faisaient même encore loi à une époque où les progrès de la science étaient venus prouver leur imperfection et en donner de meilleures. Enfin, le moment arriva ou les plaintes multipliées qui s'élevaient contre l'eau artificielle, firent tomber la contrefaçon en discrédit; les préjugés s'évanouirent devant les lumières, et l'on reconnut combien l'eau fabriquée d'après la recette de *Bergmann*, et qui avait été adoptée un instant comme tout ce qui est nouveau, était inférieure à l'eau naturelle. Cependant, les marchés en étaient toujours encombrés; comme elle n'avait pas gravement altéré la santé des consommateurs, que du moins aucun cas violent n'avait fait craindre pour la sécurité publique, la police médicale ne s'en était point alarmée, et on continua à en débiter pendant un certain nombre d'années, mais presque clandestinement. Cependant la science marchait de conquête en conquête ; elle s'était surtout attachée à calculer les rapports quantitatifs des élémens ; à connaître et à bien préciser le rôle chimique que jouent les sels et les gaz dans les dissolutions, et avait résolu ces deux questions d'une manière toute nouvelle. Deux grands chimistes, *Gerh-Reinhard Andreæ*, de Hanovre, et *J.-F. Westrumb*, de Hameln, se déclarèrent les principaux partisans de ces nouvelles doctrines. Les résultats de leurs recherches furent consignés dans un ouvrage dont *Westrumb* nous a donné en 1813 un extrait (1). Nous y trouvons réuni tout ce que l'on savait alors de plus intéressant sur les eaux de Selters.

Hâtons-nous de dire que ce furent les observations et les recherches de l'infatigable *Westrumb* qui, les premières, conduisirent à la connaissance approfondie de la nature intime de l'eau de Selters. La pénétration de ce savant naturaliste parvint à y découvrir un de ses principes médicaux les plus importans, et qui avait échappé à ses prédécesseurs ; je veux parler du *Sulfate de soude*, qu'il y trouva en quantité considérable. De ce moment, un nouveau rôle médical fut assigné à l'eau

---

(1) Description de Selters, soumise à l'examen de M. le docteur *F. Wurzer*, par *J.-Fr. Westrumb*.

de Selters ; on l'employa avec succès dans un grand nombre de maladies contre lesquelles on n'avait pas songé à essayer sa puissance avant la découverte de *Westrumb*. La présence du Sulfate de soude vint en même temps donner le mot d'une énigme considérée jusqu'alors comme incompréhensible. On reprochait à l'eau de Selters d'avoir quelquefois une odeur de pourri qui pouvait la rendre préjudiciable à la santé. La présence du Sulfate de soude ayant été constatée, la science ne tarda pas à expliquer le fait : elle montra que lorsqu'un corps organisé, comme un brin, quelque petit qu'il soit, de paille, de foin ou de toute autre fibre végétale, s'est introduit dans un cruchon rempli d'eau de Selters, l'influence de ce corps étranger sur l'Acide sulfurique du Sulfate de soude détermine, peu de temps après que le cruchon a été bouché, la formation d'une assez forte quantité de *Gaz hydrogène sulfuré*, et communique ainsi à l'eau l'odeur de pourri propre à ce gaz ; circonstance que l'on attribuait sans raison à une disposition putrescible de l'eau elle-même, ou à la malpropreté de quelques-uns des cruchons destinés à la contenir. S'il fallait citer des autorités, nous aurions pour nous celle de M. *Kastner* (1),

(1) *Archives des sciences naturelles*, vol. XVI, pag. 322.

qui confirme pleinement le fait que nous venons d'exposer, et celle de M. *Caventou*, le savant professeur de chimie à l'école de pharmacie de Paris. M. *Caventou* s'exprime ainsi dans sa brochure sur les eaux de Selters :

« Il y a déjà plusieurs années que nous avons eu » lieu de nous convaincre de la facilité avec laquelle » les sulfates alcalins en dissolution se décomposent » et passent à l'état d'hydro-sulfates par l'action » des matières végétales. Il suffit d'aromatiser avec » quelques gouttes d'essence de citron ou toute » autre huile odorante, une solution de sulfate de » potasse ou de soude, pour sentir au bout de » quelques jours l'odeur de *pourri* se développer. » Or, cet effet est dû à l'action de l'essence végé» tale sur les élémens de l'acide sulfurique du sul» fate. »

Cette décomposition du Sulfate de soude et l'odeur de pourri qui en résultait, étonnèrent d'autant plus les chimistes contemporains de *Westrumb*, que depuis long-temps les autres élémens principaux de l'eau de Selters, le gaz acide carbonique, le muriate et le carbonate de soude, étaient reconnus pour être des matières résistant à la putréfaction. En réalité, cette eau de Selters prétendue pourrie n'était autre chose qu'une eau sulfureuse d'une nature particulière, une métamorphose de l'eau de Selters qui n'avait rien d'insalubre et ne l'empêchait pas de se conserver indéfiniment. Au reste, les sels sulfureux découverts dans l'eau de Selters par *Westrumb*, ne s'y trouvent point en quantité assez considérable pour que leur goût devienne dominant ; au contraire, les rapports sous lesquels ils y existent forment un mélange heureux qui contribue à rendre le piquant de cette eau plus agréable

Westrumb fixa la pesanteur spécifique de l'eau de Selters à 1,003693, et il trouva que 100 pouces cubes de cette eau, ou 5 1/2 livres de 16 onces chacune, ou bien encore 42,240 grains, étaient composés de :

Chlorure de soude cristallisé. . . .	98,88 grains.
Soude carbonatée cristallisée. . .	97,00
Sulfate de soude.	4,94
Carbonate de fer.	0,75
— de chaux.	14,25
— de magnésie.	8,75
Silice.	1,25
	225,82 grains.

M. le professeur *Bischof*, de Bonn, que nous avons déjà vu faire des recherches sur les eaux de Selters, reprit plus tard cette analyse sur la même quantité d'eau, et y apporta quelques modifications. D'après lui, l'eau de Selters se compose de :

Chlorure de sodium.	97,00 grains.
Sulfate de soude.	4,86
Sel de cuisine.	93,88
Carbonate de fer.	0,75
— de chaux.	14,25
— de magnésie.	8,75
Silice.	1,25
	220,74 grains.

Ou bien, en prenant les sels en état sec, de :

Carbonate de sonde.	36,86 grains.
Sulfate de soude.	2,13
Sel de cuisine.	93,88
Carbonate de fer.	0,75
— de chaux.	14,25
— de magnésie.	8,75
Silice.	1,25
	157,87 grains.

D'où il résulte que 10,000 grains d'eau de Selters contiennent, en sels secs :

Carbonate de soude.	8,726 grains.
Sulfate de soude.	0,504
Sel de cuisine.	22,225
Carbonate de fer.	0,178
— de chaux.	3,374
— de magnésie	2,071
Silice.	0,296
	37,374 grains.

Trente-deux ans après les travaux de *Westrumb*, M. le professeur *Bischof* reprit de nouveau ses recherches sur les eaux de Selters. C'était à une époque où la chimie expérimentale avait fait d'immenses progrès. Il consigna ses découvertes dans un écrit spécial qui parut en 1826 (1).

D'après cette analyse, les 10,000 grains d'eau de Selters contiennent :

	En état sec.	Cristallisés.
Carbonate de soude.	7,6244 grains.	20,0642 grains.
Sulfate de soude.	0,3239	0,7361
Sel de cuisine.	21;2051	21,2051
Phosphate de soude.	0,3579	0,9418
Carbonate de chaux.	2,4313	2,4313
— de magnésie. . . .	2,0772	2,0772
Carbonate de protoxyde de fer avec un peu d'argile et d'oxyde de magnésie. . . .	0,2008	0,2008
Silice.	0,3765	0,3765
	34,5971 grains.	48,0330 grains.

Les sels solubles dans l'eau entreraient donc dans cette composition pour 29,5113 grains, et il y aurait dans ce même liquide 5,0858 grains d'élémens insolubles.

L'acide carbonique libre ou en partie engagé

(1) Recherches chimiques sur les eaux minérales de *Geilnau*, *Fachingen* et *Selters*. Bonn.

monterait en poids de 20,2752 à 23,5772 grains, et en volume de 10,872 à 12,644 parties.

La différence entre ces analyses pourrait faire croire, au premier abord, que l'eau de Selters a sensiblement modifié sa composition, quant aux élémens fixes, pendant le laps de temps qui sépare les travaux de *Westrumb* de ceux de M. *Bischof*. Mais en y regardant de plus près, on ne tarde pas à s'apercevoir que cette différence n'est qu'apparente, et provient uniquement de la différence des procédés employés par ces deux chimistes. M. le professeur *Bischof* eut la précaution de calciner, avant de les soumettre à l'analyse, tous les élémens fixes obtenus par le moyen de l'évaporation, de même que tous les précipités, ce que *Westrumb* avait entièrement négligé de faire. Rien n'est donc plus naturel que d'attribuer les faibles excédans que présente l'analyse de *Westrumb* à une petite quantité d'eau restante (1). Aussi partageons-nous entièrement l'opinion de M. *Bischof*, qui, s'appuyant sur la concordance remarquable de ses recherches avec celles de *Westrumb*, admet que dans les trente-deux ans qui se sont écoulés entre les premières et les dernières, l'eau de Selters, malgré la masse considérable

(1) Voy. *Bischof*, Recherches chimiques, pag. 109.

d'eau et de sels que la source a fournie pendant tout ce temps, a conservé la même composition, sans y rien changer. Il n'y a pas le moindre doute que cette égalité remarquable continue à se maintenir; les recherches postérieures, en le confirmant, constateront une des lois les plus admirables que puisse enregistrer l'histoire chimique des eaux minérales. A *Westrumb* l'honneur de la découverte du Sulfate de soude; à M. le professeur *Bischof* celui de la découverte de trois nouveaux élémens, le *phosphate de soude*, l'*argile* et l'*oxyde de manganèse*.

Presque à la même époque, M. *F. A. A. Struve*, de Dresde, publia une analyse des eaux minérales de Selters, analyse qui dans ses résultats principaux s'accordait avec celles que nous venons de citer. *Struve* fit également un pas en avant; il ajouta aux élémens déjà connus de ses prédécesseurs trois autres élémens: le *fluorure de calcium*, le *carbonate de strontiane* et le *carbonate de baryte*. Bien qu'ils existent dans l'eau de Selters en faible quantité, il était néanmoins très-important d'y constater la présence d'agens aussi actifs que ces trois corps.

D'après M. *Struve*, 16 onces d'eau de Selters renferment en élémens fixes:

Sulfate de potasse.	0,3973
Chlorure de potassium.	0,3584
— de sodium.	17,2923
Phosphate de chaux (basique). . . .	0,0010
Phosphate d'alumine (basique). . . .	0,0027
Fluorure de calcium.	0,0018
Carbonate de soude.	6,1552
— de lithine.	Traces.
— de magnésie.	1,3781
— de chaux.	2,1872
— de strontiane.	0,0192
— de baryte.	0,0016
— de protoxyde de fer. . . . }	Traces.
— de protoxy. de manganèse. }	
Silice.	0,3024
	28,0968 grains.

On voit que l'analyse de M. *Struve* s'approche le plus de celle de M. *Bischof*, abstraction faite de la potasse et de plusieurs autres élémens que ce dernier chimiste n'a pas pu découvrir, parce qu'il avait opéré sur des quantités trop minimes. Nous signalerons aussi quelques différences dans le partage qu'ils ont fait des acides parmi les bases (1). Du reste il est difficile de prouver l'existence du chlorure de potassium et du carbonate de baryte dans de l'eau minérale où le carbonate de soude

(1) Consultez à cet égard *Velter Heilquellenlehre* (Doctrine sur les sources salutaires), tom. I, pag. 277.

est l'élément dominant, et qui renferme en outre du sulfate de potasse; cependant il paraît que M. *Struve* est convaincu qu'ils y existent.

Les recherches de MM. *Hoffmann*, *Bergmann*, *Andreæ*, *Westrumb*, *Bischof* et *Struve* furent suivies de celles de MM. *J.-B. Caventou*, de Paris (1), et *Dœbereiner* de Jéna.

M. *Caventou*, aidé par plusieurs de ses amis, trouva par des expériences répétées qu'un kilogramme d'eau de Selters, ou une pinte, contenait en dissolution 366 centigrammes de substances salines, ou 73 1/5 grains.

L'analyse de cette quantité de substances salines lui a donné :

Chlorure de sodium.	211 centigr., ou	42 1/5 grains.
Sous-carbonate de soude.	103	20 3/5
Sulfate de soude.	10	2
Substances fixes insolubles dans l'eau et composées de :		
Sous-carbonate de chaux. . . . }	42	8 2/5
— carbonate de magnésie. . }		
Oxyde de fer, des traces.		
	366 centigr.	73 1/5 grains.

(1) *Considérations chimiques et médicales sur l'eau de Selters ou de Seltz naturelle, comparée avec l'eau de Selters factice*, par MM. *Caventou*, *François*, *Gasc* et *Marc*. Paris, imprimerie de *Fain*, rue Racine, 4. 1826.

L'imperfection de cette analyse venue après les beaux travaux de *Bischof* et de *Struve*, frappe au premier coup d'œil ; on y cherche en vain un assez grand nombre d'élémens dont la présence dans l'eau de Selters avait été démontrée par les expériences antérieures. Hâtons-nous de dire que M. *Caventou* et ses collègues n'ont pu opérer à la source même, et qu'ils n'avaint à leur disposition que de l'eau de Selters qui avait voyagé pendant les plus fortes chaleurs de l'été. Malheureusement une conséquence inévitable de cette analyse incomplète fut de conduire à de fausses conclusions dans la comparaison de l'eau de Selters naturelle avec l'eau de Selters factice. Toutefois la comparaison faite entre ces deux eaux par M. *Caventou* prouve jusqu'à l'évidence que l'eau naturelle retient l'acide carbonique avec beaucoup plus de force que l'eau préparée par l'art. « Si l'on verse, dit ce chimiste, dans deux vases d'égales quantités de ces eaux, on est témoin d'un dégagement tumultueux du gaz acide carbonique de l'eau artificielle, tandis que le gaz de l'eau naturelle s'en sépare par une effervescence bien plus faible, mais qui se prolonge long-temps, et finit même par être insensible, bien que l'eau contienne encore une quantité notable de gaz, ainsi qu'on peut le constater aisément en agitant le liquide. Dans l'eau artificielle, au contraire, le dégagement gazeux, brusque et plus évident, n'est qu'instantané et de courte durée.

« Nous avons conservé pendant dix jours, et dans des circonstances absolument égales, de l'eau de Selters naturelle et factice. Les fioles étaient simplement bouchées avec un papier, et nous avons eu lieu de nous convaincre qu'au bout de ce temps, l'eau naturelle conservait encore des traces sensibes d'acide carbonique, tandis que l'eau artificielle n'était plus qu'un liquide fade et légèrement salé. La conséquence à tirer de ce fait est que la combinaison du gaz acide carbonique dans l'eau de Selters naturelle étant plus parfaite, quoiqu'un peu moins abondante, son administration devra être aussi beaucoup plus facile, et surtout plus efficace. »

M. le professeur *Dœbereiner* analysa à son tour les eaux de Selters. D'après lui, 10,000 grains de cette eau sont composés de :

Carbonate de soude.	10,378	grains.
Sel de cuisine.	22,675	
Carbonate de chaux.	3,270	
— de magnésie.	1,353	

On s'étonne tout d'abord que M. *Dœbereiner* passe sous silence le sulfate de soude, le fer, le manganèse, la magnésie et le silice. Pour s'expliquer cette omission impardonnable, il faut se rappeler, avec M. *Bischof*, que M. *Dœbereiner* avait pour but principal de fournir une recette aux fabricans d'eau de Selters. Ces élémens jetaient de la confusion dans ses calculs stœchiométriques, et ne pouvaient nullement entrer, comme étant des substances peu solubles, dans sa recette pour les eaux de Selters artificielles. Cependant de pareilles omissions devaient porter le plus grand préjudice aux produits qu'on allait fabriquer d'après une recette aussi imparfaite.

Nous terminerons cet exposé de l'histoire chimique de l'eau de Selters par l'analyse de M. le professeur *Kastner*, d'Erlangen, la plus récente de toutes. Comme plusieurs de ses prédécesseurs, M. *Kastner* se transporta sur les lieux. Les recherches de ce savant chimiste datent de l'été de 1838. Il se servit, comme l'avait fait M. *Struve*, de 16 onces d'eau de Selters, qu'il trouva composées ainsi qu'il suit :

a) Gaz :

Acide carbonique.	30,0100	pouces cubes.
Azote.	0,0258	
Oxygène.	0,0046	

b) Élémens fixes :

Carbonate de soude.	6,15750	grains.
— de lithine.	0,00032	

Carbonate de strontiane.	0,00768
— de chaux.	1,85730
— de magnésie.	1,68750
— de protoxyde de fer. .	0,07850
— d'oxyde de manganèse.	0,00230
Sulfate de soude.	0,26150
Phosphate de soude.	0,27750
— de lithine.	0,00010
— de chaux.	0,00035
— d'alumine.	0,00015
Silice.	0,25000
Fluorure de calcium.	0,00160
Chlorure de sodium.	17,22855
— de potassium.	0,28900
Bromure de sodium.	0,00015
Somme des élémens fixes. .	28,10000 grains.

De toutes les analyses, la plus parfaite est celle de M. *Kastner*. On voit que l'histoire de ces analyses est en même temps celle de toute la chimie; comme elles, cette science a marché de conquête en conquête, dévoilant tour-à-tour les secrets que la nature semblait vouloir nous cacher à jamais. M. *Kastner* obtint les résultats les plus intéressans; il découvrit des élémens qui avaient échappé à ses prédécesseurs, et prouva par là combien il avait fallu d'efforts pour arriver à la connaissance approximative de la nature toute particulière de l'eau minérale de Selters.

Certes, les recherches des savans ne s'arrêteront

pas là, car il y a tout lieu de croire que la nature de cette eau ne nous est pas encore connue dans tous ses détails. Qui pourrait imposer des bornes à la science? Depuis des siècles elle n'a cessé de faire des progrès, et cependant nous sommes encore bien loin de voir clore ses annales. L'ardeur des savans devient plus grande de jour en jour, chaque année apporte de nouvelles découvertes, chaque année la science ajoute quelque chose à son domaine déjà si vaste. Il faut qu'elle fasse encore quelques pas en avant pour pouvoir nous apprendre tout ce qu'il nous reste à savoir sur les eaux minérales et salutaires, ce qui ne tardera pas si elle marche comme elle l'a fait pendant ces dix dernières années.

Que conclure de tout ce qui précède, sinon que l'art ne peut suppléer ici à la connaissance imparfaite que nous avons de la nature? Comment l'art pourrait-il parvenir, par la synthèse des élémens dont l'analyse démontre l'existence, à fabriquer de l'eau de Selters ayant toutes les qualités que l'eau de Selters véritable reçoit au sein de la terre, laboratoire mystérieux où la nature opère à l'abri de la lumière et de l'air atmosphérique? S'il avait ce pouvoir, pourquoi l'eau de Selters artificielle n'offrirait-elle pas les mêmes phénomènes que l'eau naturelle, et même à un plus haut degré, puisqu'on y fait intervenir une forte dose de gaz acide carbonique?

Tout porte à croire que l'analyse chimique, quelque parfaite qu'elle puisse être d'ailleurs, est insuffisante pour faire bien juger des vertus médicales d'une eau minérale quelconque. Elle détruit tout d'abord le pouvoir le plus précieux de l'eau, c'est-à-dire la vitalité inhérente à sa nature intime; or, ne doit-on pas penser que les propriétés médicales, les vertus spéciales d'une source dépendent bien plus de l'action particulière exercée par l'ensemble de ses propriétés sur l'organisme vivant, ce corps si sensible et si admirable, que de la présence dans cette source de tel ou tel élément chimiqne dont l'action est nécessairement subordonnée à celle des élémens avec lesquels il se trouve combiné? Cette opinion, nous ne sommes pas seuls à l'avoir : on la trouve dans les écrits les plus compétens de nos premiers médecins; nous citerons *Wurzer* et *Hufeland* pour l'eau de Selters. Tous s'accordent à attribuer les vertus des eaux minérales, non pas à la présence d'une quantité plus ou moins grande de tel ou tel élément, mais à l'ensemble de leur composition et des circonstances locales sous lesquelles l'eau apparaît.

III.

VERTUS MÉDICALES DES EAUX DE SELTERS.

Depuis l'an 1000, époque à laquelle remontent les premières notions que nous possédons sur l'eau de Selters, jusqu'au commencement du XVIIIe siècle, l'existence de cette source était ignorée hors du canton où elle coule ; les seuls habitans de la vallée d'*Emsbach*, qui venaient quelquefois s'y désaltérer, en soupçonnaient les vertus. *Jacques Théodore Tabernæ-Montanus*, botaniste et médecin célèbre, *Jean Daniel Horst*, *Jacques Sigismond Hahn* et *Guillaume Mogen* sont les seuls auteurs qui en aient parlé durant ce long espace de temps. Les notions qu'ils nous en ont laissées sont tellement imparfaites, qu'elles étaient déjà oubliées lorsque *Hoffmann* publia, en 1727, sa fameuse monographie sur les vertus de l'eau de Selters, écrit qui commença la réputation de cette eau. Médecin du roi de Prusse, *Hoffmann*, par sa position à la cour de Berlin et par son vaste savoir, exerçait sur l'esprit de ses contemporains la plus grande influence ; il suffisait, pour établir la renommée de l'eau de Selters, qu'il l'eût prise sous sa protection. Cependant, si elle n'avait pas véritablement mérité les éloges que *Hoffmann* lui prodiguait, elle serait tombée dans l'oubli, comme tant d'autres eaux, après la mort de son apologiste; mais celui-ci ne l'avait point flattée, de sorte qu'elle conserva sa célébrité, qui même ne fit que s'accroître dans la suite. *Hoffmann* avait fait sanctionner par l'expérience et l'observation l'opinion qu'il avait avancée; placé sur ce terrain, il ne tarda pas à trouver pour l'eau de Selters une foule d'applications heureuses, et, comme il les avait établies sur des recherches fondamentales et précises, aucun des nombreux systèmes médicaux qu'on a vu naître depuis n'a pu les faire rejeter. Aussi *Hoffmann* s'est-il assuré, par ses travaux, la première place sur la longue liste des médecins (1) qui se sont occupés de la pharmacodynamique des eaux salutaires.

Hoffmann consigna ses expériences sur les vertus de l'eau de Selters dans l'écrit que nous avons déjà cité, page 17, et surtout dans sa *Me-*

(1) Dans presque toutes les nations du monde on compte des médecins et des naturalistes qui se sont occupés de l'eau de Selters. C'est une littérature à part, comme aucune autre source n'en a fait naître. Le nombre des écrits dans lesquels il est question de cette eau s'élève déjà à 200.

dicina consultatoria, ouvrage d'autant plus précieux qu'il présente en même temps l'histoire de toutes les maladies dans lesquelles l'eau de Selters était administrée à cette époque. L'auteur recommande cette eau contre les *obstructions des poumons*, les divers désordres de la *menstruation* et du système *hémorrhoïdal*, contre certains écoulemens ; il l'administra avec succès dans la *colique convulsive*, l'*asthme* spasmonique, la *flatulence* et l'*hypochondrie*, les maladies *hystériques*, la formation de la *pierre* dans la vésicule bilière, les affaiblissemens des *nerfs* avec accompagnement d'altération des humeurs, les *spasmes* de la vessie, les *coliques néphrétiques* chroniques, et en général toutes les maladies des *reins* et de la *vessie* urinaire, et dans certaines affections de l'*utérus*. Il reconnut que l'eau de Selters, coupée avec de l'eau de fleur d'orange, est un excellant préservatif contre la *consomption* avec dyscrasie scorbutique, les *spasmes* hystériques. Il l'administra, mélangée de lait d'ânesse, dans des maladies invétérées des *nerfs ;* et dans des cas de *fièvres hectiques*, après l'avoir coupée avec du petit-lait de vache ou de chèvre, quand toutefois il n'y avait pas chez le malade de dispositions à la *diarrhée*. Il fut également à même d'en apprécier l'efficacité pour rétablir les forces de l'organisation menacée ou déjà affaiblie par une trop grande perte de *sperme*, dans la *mélancolie* hystérique, dans les affections de la *pierre*, dans les désordres survenus dans les *organes de la sécrétion*, et dans le *scorbut*, lorsqu'elle était mélangée de lait de vache. Il la fit prendre comme boisson journalière et prolongée, pour combattre les tendances à l'*apoplexie;* enfin, il la regarde comme la seule eau minérale qu'on puisse donner aux *phthisiques*, sans craindre d'irriter leur poitrine, et souvent il l'a vue contribuer à la guérison des poitrinaires.

Plusieurs des contemporains les plus célèbres d'Hoffmann se sont occupés des vertus de l'eau de Selters. Nous citerons particulièrement *Van Swieten*, médecin de l'empereur, à Vienne. Dans son *Comment. in Herm. Boerhaave aphorismos* (1), il parle d'un grand nombre de cas dont il attribue la guérison à l'eau de Selters. *Burserius* (Borsieri), de Kanilfeld, dont la réputation s'étendait de Pavie dans tout le monde civilisé, dut à cette eau plusieurs de ses cures les plus remarquables (2). Nous citerons encore l'ouvrage classique du célèbre *Tissot*, sur les maladies de nerfs, où il est fait men-

---

(1) Tom. III, pag, 335, 345 et 359.

(2) *Institutiones med. pract.* Particulièrement Tom. IV, pag. 1 et 2.

tion, en plusieurs endroits, de la grande efficacité de l'eau de Selters.

A côté de ces grands noms il faut placer celui de *William Cullen* (1), qui, dans le nord de la Grande-Bretagne, tout éloigné qu'il était de la source de Selters, employa cette eau avec les plus grands succès dans un grand nombre de maladies. Dans son livre sur la médecine pratique, il la recommande, coupée avec du petit-lait, comme un rafraîchissement très-propre à combattre les *fièvres ardentes*; elle excite, dit-il, la *transpiration* et stimule les *voies urinaires*. Dans ces cas, ajoute *Cullen*, il faut d'abord faire chauffer le petit-lait, après quoi on y verse l'eau de Selters, et l'on attend que le tout devienne tiède; cette boisson ainsi préparée doit être bue à plusieurs reprises, pendant les momens de froid de la fièvre. *Ettmüller* suivit le même procédé, et en obtint, comme *Cullen*, les plus heureux résultats. Il vit la période des *frissons* des fièvres diminuer, et une légère excitation se manifester dans le système nerveux, excitation dont la douce influence calmait l'état d'irritation où se trouvaient les malades. L'eau de Selters lui montra la même efficacité dans les commencemens de

---

(1) Professeur de médecine à Édimbourg, mort en 1790, un des médecins les plus célèbres de son temps.

phthisie. Pour cette maladie, nous pouvons invoquer encore l'autorité de *Zimmermann*, de Hanovre, qui a tant contribué à la civilisation de son époque et aux progrès de la science. « Je suis entièrement persuadé, dit-il, et j'ai souvent eu l'occasion d'en faire la remarque, que l'eau de Selters exerce un pouvoir des plus salutaires sur les *phthisies* qui commencent, alors que les tubercules dans les poumons n'ont pas encore passé à l'état de suppuration. » Dans un autre passage, il parle du grand succès qu'on obtient par l'eau de Selters dans les obstructions du *foie* et des *organes intestinaux*.

Nous citerons encore parmi les anciens d'*Haen*, médecin de l'empereur d'Autriche. D'*Haen* recommande l'eau de Selters dans les *engorgemens*, les maladies *atoniques* des *vaisseaux*, l'affaiblissement de la sécrétion du *foie* et des *glandes intestinales*, les évacuations sèches du *canal intestinal*, et, comme l'avait déjà fait *Hoffmann*, contre l'affaiblissement dans la fonction des reins.

Mais il est temps de terminer la revue des médecins qui ont écrit sur l'eau de Selters dans la première moitié du siècle dernier, l'espace nous manquant pour les citer tous; nous ne trouverions, d'ailleurs dans leurs ouvrages, que la confirmation de ce que nous ont appris ceux de leurs contemporains déjà nommés. Nous allons donc passer au siècle actuel, où nous verrons la science apprécier plus entièrement encore les vertus de l'eau de Selters, et la médecine l'appeler à de nouveaux succès.

Une des plus grandes autorités modernes que nous puissions invoquer est celle de *Guillaume Hufeland*. Ses nombreux travaux sur les sources curatives ont fait faire à la science d'immenses progrès; après *Hoffmann*, c'est l'homme qui a le plus contribué à agrandir la réputation de l'eau de Selters. Sa thèse, c'est que cette eau est un des moyens pharmacodynamiques les plus énergiques. *Hufeland* donna le premier, pour la médecine pratique, des notions précieuses sur les vertus des principales sources curatrices d'Allemagne, en se fondant, à l'exemple de *Hoffmann* et de *Cullen*, sur ses propres expériences. Il consigna ses travaux dans un petit écrit publié en 1815, et dont il parut de nouvelles éditions en 1820 et 1831. Nous ne saurions mieux faire que de laisser parler l'auteur lui-même.

« De toutes les eaux minérales, dit *Hufeland*, il n'en est aucune qui soit bue aussi généralement dans tous les pays du globe, que l'eau de Selters. Elle est connue et estimée non-seulement dans toutes les parties de l'Europe, mais encore en

Amérique, au *Cap de Bonne-Espérance*, et à *Batavia*. Son débit monte annuellement à plus de quinze cent mille cruchons (1). Elle mérite, sous tous les rapports, la faveur dont elle jouit : son goût agréable, son action restaurante et doucement stimulante, la propriété qu'elle a d'aller à toutes les constitutions et de convenir dans la plupart des maladies, la puissance de ses vertus curatives, tout la rend précieuse à la fois pour les malades et les gens en bonne santé. C'est une eau saline peu compliquée, fort riche en gaz acide carbonique, et qui ne contient point de fer ; de là vient qu'elle rafraîchit, excite doucement, désaltère, favorise toutes les sécrétions, surtout celles de la peau et des voies urinaires, et stimule l'activité des glandes, du système lymphatique et des poumons. Elle est d'une digestion facile, et n'excite jamais ni échauffemens, ni congestions sanguines ; aussi convient-elle aux individus vigoureux et sanguins, aussi bien qu'aux personnes faibles et aux convalescens. Son efficacité se manifeste surtout dans toutes les maladies qui sont les suites d'inac-

(1) Depuis la chute du système continental et la liberté du commerce maritime, ce débit n'a cessé d'augmenter, et aujourd'hui il atteint à un chiffre quelquefois double et triple de celui indiqué par *Hufeland*.

tivité et d'affaiblissement du système vasculaire, d'engorgement, de troubles dans les sécrétions et les évacuations ; dans les affections hémorrhoïdales, les maladies du foie et de la bile, la goutte et les scrofules. Si cette eau ne peut pas être, dans tous les cas, le remède principal et radical, toujours contribue-t-elle, pour une bonne part, à la guérison. »

« Mais c'est surtout dans les maladies chroniques des poumons que l'eau de Selters se montre efficace ; là elle est le médicament principal. Lorsque dans la phthisie, la plus rebelle de toutes ces maladies, les remèdes les plus énergiques restent infructueux, précisément parce que leur action est trop violente, l'eau de Selters devient le plus précieux et même l'unique remède ; son action s'étend sur toutes les modifications de cette maladie, la phthisie muqueuse, la tuberculeuse et l'inflammatoire, et même la purulente. Dans la première de ces modifications, c'est-à-dire dans la phthisie muqueuse, son action excitante particulière ranime l'activité du système vasculaire et des glandes muqueuses ; dans la phthisie tuberculeuse, elle rétablit la circulation dans les glandes, sans y provoquer l'irritation inflammatoire qui si souvent interdit l'usage d'autres médicamens dissolvans; dans la phthisie purulente enfin, elle ramène la sécrétion dans son état régulier et normal, et arrête la suppuration à son début, surtout quand elle est encore superficielle. Dans tout ce que je viens de dire, ajoute *Hufeland*, je m'appuie sur de nombreuses expériences, et je pourrais citer pour toutes ces maladies beaucoup d'exemples de parfaite guérison. Même dans les cas où la phthisie purulente a déjà fait d'effrayans progrès, l'eau de Selters est encore un remède puissant. Je n'hésite nullement à dire que, de tous les remèdes contre la phthisie, l'eau de Selters, le lait d'ânesse et la mousse d'Islande, ou plutôt le lichen d'Islande, sont les plus efficaces, mais que l'eau de Selters se laisse employer plus généralement que les deux autres, le lait d'ânesse ne pouvant, comme on le sait, convenir dans certains cas de phthisie tuberculeuse, ni la mousse d'Islande dans les cas de trop grande irritation. Au contraire, l'eau de Selters renferme précisément toutes les conditions de composition et de mode d'action que ces maladies exigent, c'est-à-dire qu'elle excite doucement et stimule les vaisseaux pulmonaires et les glandes, sans accélérer la circulation générale et déterminer une affluence du sang vers les poumons. Sa puissance augmente dans ces cas, lorsqu'on y mêle un tiers de lait chaud, notamment de lait d'ânesse; alors son action stimulante se trouve adoucie encore davantagé, et ses élémens les plus favorables sont rendus plus fixes et plus stables. Je ne recommanderai des précautions dans son emploi, que là où il y a une tendance très-prononcée à la toux sanguinolente, parce que l'eau de Selters, par l'abondance de son gaz acide carbonique, partage avec ce gaz le pouvoir tout particulier de provoquer les épanchemens de sang; c'est surtout dans ces cas que son mélange avec du lait chaud produit les plus heureux résultats, parce que le lait chaud en chasse une partie de ce gaz. Il est bien entendu, au reste, que pour que cette eau exerce son influence salutaire, la dose ne doit pas être trop faible : il faut en boire au moins un cruchon par jour. »

« Dans tous les asthmes dus à une accumulation matérielle dans les poumons, l'eau de Selters a encore beaucoup de vertu. Nous citerons particulièrement l'asthme muqueux, le tuberculeux et le sanguin, surtout celui provenant de congestions hémorrhoïdales étouffées qui cherchent à se frayer un passage. Dans ce dernier cas cependant, il est bon de faire préalablement une saignée, afin de prévenir un épanchement de sang. »

« L'efficacité de l'eau de Selters n'est pas moins grande dans les maladies des reins et de la vessie urinaire, la gravelle, la pierre, le catarrhe de la vessie et l'hématurie, les obstructions des voies urinaires. Dans ces cas elle est remède principal; et lors même qu'elle ne peut à elle seule amener la guérison, elle ne laisse pas que de soulager les douleurs, de rendre les convulsions moins violentes et de diminuer la difficulté d'uriner. Dans un grand nombre de cas ce sera un remède radical, dont l'action contribuera le plus à la guérison du malade. Ceci s'applique principalement à la pierre et à la gravelle, les deux maladies contre lesquelles l'utilité du gaz acide carbonique est le mieux constatée. Dans ces cas, un peu de carbonate de soude mêlé à chaque verre d'eau de Selters peut ajouter beaucoup à l'efficacité de cette eau et la rendre une *aqua mephiticoalcalina*. Ce moyen n'est douteux que lorsque l'estomac est très-faible et disposé à la flatulence, qui alors pourrait facilement se déclarer. »

« Les recherches les plus récentes, continue *Hufeland*, celles du vénérable *Westrumb* dont l'analyse chimique des eaux de Selters est un vrai chef-d'œuvre, ont démontré la présence dans l'eau de Selters d'une petite quantité de fer; mais cette quantité est tellement minime, que sous le point de vue médical on peut en faire complètement abstraction. D'ailleurs, pendant le transport de cette eau, le dégagement d'une partie du gaz acide carbonique que celle-ci contient la fait entièrement disparaître (1). »

« Ce que je considère le plus, dit *Hufeland*, dans une eau minérale quelconque et en particulier de l'eau de Selters, ce n'est pas la *quantité* de gaz acide carbonique qu'elle renferme, quantité qui peut être plus forte dans l'eau factice que dans l'eau naturelle, mais bien la *réunion* intime, la *liaison* plus parfaite de ce gaz avec l'eau dans l'eau de Selters naturelle; car c'est là ce qui fait que cette dernière conserve sa force spiritueuse bien plus long-temps que l'eau factice. Il en résulte qu'arrivée dans l'estomac, elle n'y abandonne point aussi vite que l'autre son gaz acide carbonique par des flatuosités, mais qu'elle conduit ce gaz, c'est-à-dire sa force spiritueuse, dans toutes les parties de l'organisme où elle entre en composition avec les organes. L'eau de Selters jouit au plus haut degré de cette propriété précieuse de répandre le gaz acide carbonique, par toutes les voies, dans toutes les parties de l'organisme. Les recherches de *Westrumb* ont prouvé que cette eau, après avoir été exposée pendant long-temps à l'air dans des cruchons non bouchés, conserve encore

---

(1) *Voy.*, pour plus de détails sur ce fait, ce que nous avons dit page 9 de cet écrit.

une bien plus grande quantité de gaz acide carbonique que n'en conserve l'eau factice dans les mêmes circonstances. »

C'est là, en effet, disons-le en passant, ce qui constitue une des propriétés les plus précieuses de l'eau de Selters, propriété que l'eau factice ne pourra jamais recevoir. Il est facile d'obtenir de l'eau factice qui contienne une dose considérable de sulfate de soude et de gaz acide carbonique; mais comment empêcher le dégagement spontané de ce gaz, qui ainsi évaporé n'est plus qu'un luxe inutile, qui s'échappe aussitôt que l'on débouche la bouteille, et dont la faible portion restante, arrivée dans l'estomac, cherche encore à en sortir par des flatuosités désagréables, sans profiter à l'organisme.

Presque à la même époque où *Hufeland* écrivait à Berlin, une autre voix non moins digne d'être écoutée se faisait entendre à Göttingen. Le savant professeur et célèbre médecin G. A. *Richter* parle de l'eau de Selters comme d'un médicament d'une application générale, et des plus efficaces dans un très-grand nombre de maladies graves. Dans sa *Thérapeutique spéciale*, un des ouvrages les plus estimables de la littérature médicale, il expose une série d'expériences et d'observations qui méritent d'être généralement connues. *Richter* recommande l'eau de Selters non-seulement contre les inflammations du foie et lorsque celui-ci est menacé d'obstruction, mais aussi contre les apostèmes de l'estomac par suite d'inflammation. Il veut également qu'on l'emploie contre les rhumatismes chroniques, l'hydropisie chronique et sans fièvre, telle qu'elle se déclare si souvent après les pustules de la rougole; contre le scorbut, et surtout contre le scorbut de mer. Le meilleur préservatif de cette maladie pendant les longs voyages maritimes, dit-il (page 811 du vol. v de sa Thérap. spéc.), c'est l'usage journalier de l'eau de Selters coupée avec du vin du Rhin. Il la recommande pour prévenir et arrêter les vomissemens qui incommodent toutes les femmes enceintes; contre les engorgemens des voies urinaires, la pierre, les fièvres quotidiennes; dans tous les cas où il s'agit de débarrasser le corps d'humeurs lymphatiques aigres et altérées; contre la phthisie pituiteuse causée par la suppression de la sécrétion du lait ou par des matières lymphatiques déposées sur les poumons; contre les ulcères purulens dans les poumons, lorsqu'il n'existe plus d'inflammation dans les organes voisins; au commencement de la phthisie des reins, surtout de celle qui suit habituellement la rougeole; contre la phthisie purulente, tant que la colliquation ne s'est pas encore déclarée. *Richter* cite encore certaines affections convulsives, les maladies hypochondriaques et hystériques, la coqueluche en valescence, lorsque cette maladie était d'ancienne date et accompagnée de déjections de sang.

M. *Wetzler*, conseiller de médecine bavarois, traite en détail des vertus de l'eau de Selters dans son écrit sur les sources curatrices du cercle du Mein inférieur (Mayence 1821). Les notions que M. *Wetzler* fournit à la pratique sont tellement précieuses, qu'il est fort à regretter que les administrations des hospices civiles et militaires n'en aient pas encore profité autant que le désirait l'auteur. « Les acides dissolvans et rafraîchissans, dit-il, parmi lesquels il faut ranger l'eau de Selters, sont encore beaucoup trop peu employés dans un très-grand nombre de maladies inflammatoires où leur action serait des plus salutaires; non-seulement ils fournissent une boisson agréable et rafraîchissante, mais ce sont aussi d'excellens remèdes contre les fièvres et les inflammations des membranes muqueuses. Rien n'est plus propre que ces sortes d'acides à soutenir et à favoriser les crises pendant l'époque de la convalescence des maladies inflammatoires, et rien ne serait, à cet égard, plus avantageux que leur emploi général dans les hospices civiles et militaires. Les établissemens sanitaires en font également trop peu usage dans les maladies chroniques et de langueur. Que de cas de phthisie ces remèdes efficaces ne guériraient-ils pas ? »

M. *Caventou*, dans l'écrit que nous avons précédemment cité (1), consacre plusieurs pages à des considérations médicales sur l'eau de Selters; « remède aussi efficace, dit-il, dans un grand nombre de maladies déclarées, que boisson hygiénique d'un effet salutaire.

» En effet, dit M. *Caventou*, nous ne pensons pas qu'il existe d'eau minérale qui convienne à un plus grand nombre d'individus. Elle restaure sans irriter, favorise les sécrétions, celles particulièrement des membranes muqueuses, et excite surtout les voies urinaires. Aussi réussit-elle parfaitement chez les personnes affectées de catarrhes chroniques, ainsi que chez les individus qui ont une disposition à la gravelle ou à la pierre. Il est d'expérience qu'elle constitue généralement un des meilleurs moyens de modérer la fièvre hectique qui accompagne les suppurations internes, surtout lorsqu'on l'administre coupée avec du lait. Elle exerce une action spéciale sur le système biliaire, et détruit souvent avec une promptitude remar-

(1) *Voy.* la partie chimique de cet ouvrage, pag. 29.

quable les désordres qui s'y manifestent. Aussi est-elle recommandée avec raison dans certaines maladies du foie, dans les diarrhées bilieuses et dans les vomissemens bilieux. Mais dans aucune maladies l'eau de Selters ne s'est montrée plus fréquemment salutaire que dans la phthisie pulmonaire, et notamment dans la phthisie catarrhale ou muqueuse.

» On l'emploie avec un succès marqué contre divers désordres de la menstruation et du système hémorrhoïdal; contre certains écoulement; enfin, elle devient un moyen précieux dans la plupart des inflammations chroniques de l'estomac.

» On peut recommander généralement l'eau de Selters comme une boisson des plus salubres dans les climats chauds, et dans les cas où l'on redoute la mauvaise qualité de l'eau dont on est obligé de se servir pour boisson. Sous ce dernier rapport elle devient de la plus grande utilité aux navigateurs. Aussi la range-t-on à juste titre au premier rang des préservatifs du scorbut et de la dyssenterie. »

Nous allons clore la liste des médecins qui ont publié leurs expériences et leurs observations sur l'eau de Selters par M. le docteur *Auguste Vetter*, de Berlin, le célèbre auteur du *Manuel sur les sources curatives* (1). Nous avons vu que l'eau de Selters a conservé sa réputation à toutes les époques de l'histoire, quels que soient d'ailleurs les systèmes et les doctrines médicales qui aient successivement prévalu ; M. *Vetter* se chargera de nous montrer que cette réputation a été confirmée et même agrandie par la médecine moderne.

« Je me sers de l'eau de Selters, dit M. *Vetter*, pour atteindre divers buts symptomatiques ou curatifs dans un très-grand nombre de cas ; je l'administre, comme boisson calmant la soif, dans toutes les affections fiévreuses qui ne sont pas accompagnées d'une forte irritation inflammatoire du cerveau, des organes respiratoires, ou du canal intestinal ; je la fais prendre alternativement avec d'autres boissons, en ayant soin de l'obtenir la plus fraîche possible et renfermant le plus possible de gaz acide carboniques dans les cas d'un caractère asthénique bien prononcé, dans les fièvres nerveuses et les fièvres intermittentes. Cependant la plupart du temps je ne me sers de l'eau de Selters qu'après avoir diminué sa quantité de gaz acide carbonique soit en l'exposant débouchée, soit en y ajoutant du sucre, ou simplement

(1) *Manuel théorique et pratique de la doctrine sur les sources minérales curatives.* Berlin et Vienne, 1838. 2 vol. in-8.

en l'étendant d'autre liquides, dans un degré calculé de manière à pouvoir être supporté par le malade et qui ne puisse pas l'exciter ou l'irriter. Dans ces cas, l'eau de Selters, par le chlorure de sodium et le carbonate de soude qu'elle contient, stimule doucement l'activité du canal intestinal et favorise les crises urinaires, en même temps qu'elle tend à rétablir, à la manière de tous les liquides aqueux, la transpiration de la peau. Plus la soif qui accompagne les fièvres paraît due à des affections nerveuses, plus on peut conserver à l'eau de Selters son gaz acide carbonique ; tandis qu'il faut des ménagemens et des précautions dans l'emploi de l'eau de Selters, lorsque la soif est accompagnée d'un pouls vigoureux et d'une grande agitation dans le système vasculaire : pendant cette période, on doit même préférer les liquides purement aqueux, mélangés avec les acides végétaux non volatils. Mais aussitôt que la fièvre a perdu de son énergie, ou quand la convalescence marche trop lentement, que surtout les sécrétions, les crises intestinales et urinaires ne se manifestent point ou se manifestent incomplètement, alors l'eau de Selters reprend toute son efficacité et devient même un des médicamens les plus précieux. Dans toutes les fièvres d'été qui présentent un caractère gastrique, bilieux ou muqueux, cette eau est un excellent remède, prise soit après les déjections nécessaires, soit lorsqu'il ne paraît pas être besoin que les déjections aient lieu. Dans les cas où ces fièvres se présentent avec le caractère de l'éréthisme, ou de très-forte irritation maladive, notamment dans les parties supérieures de l'appareil digestif, avec des vomissemens violens et déjections abondantes de matières bilieuses, il faut administrer l'eau de Selters en petite quantité, mais souvent, en ayant soin de l'avoir aussi fraîche, c'est-à-dire contenant autant de gaz qu'il est possible.

Dans les cas où la dyspepsie se déclare, soit par suite d'irritation, soit à cause de la faiblesse des organes, l'usage continu et diététique de l'eau de Selters suffit souvent pour conduire à une parfaite guérison. Rien ne saurait, ajoute M. *Vetter*, mieux combattre la dyscrasie scrofuleuse (ou l'altération des humeurs), même dans les cas où elle serait déjà passée à l'état de phthisie tuberculeuse, que ce même emploi continu de l'eau de Selters qui est si riche en carbonate de soude. L'eau de Selters exerce une action bien plus douce et bien moins excitante que l'eau iodée. Incapable de s'opposer aux progrès de la scrophule torpide et aux productions locales et lentes, elle est un remède des plus salutaires lorsque les organes irritables, notamment les poumons, sont devenus le siége d'un dépôt de matières morbifiques : dans ces cas, l'hydrochlorate de soude et l'acide carbonique qu'elle contient mettent à l'abri des inconvéniens qui résulteraient, pour l'appareil digestif de l'emploi de bases salifiables alcalines; elle provoque en même temps un redoublement d'activité dans les membranes muqueuses, et rétablit leur fonction sécrétoire dans son état normal. Les sécrétions deviennent moins abondantes lorsqu'elles ont été trop multipliées par l'état spongieux et lâche du tissu de ces membranes.

» L'influence salutaire et curative de l'eau de Selters, continue M. *Vetter*, est due à son pouvoir diurétique. De là, sa grande utilité dans les engorgemens du foie et la production anormale de bile; dans la pierre et la gravelle; dans toutes les affections des membranes muqueuses et du système nerveux, où l'acidité des humeurs prédomine et rallentit la circulation; dans les catarrhes chroniques avec affections homorrhoïdales; dans la leucorrhée (ou les flueurs blanches), et la dysmenorrhée (ou menstruation douloureuse) avec des engorgemens de l'utérus. »

Nous ne suivrons pas davantage les travaux de M. *Vetter*. La concordance qui règne entre les expériences et les observations de tous les médecins dont nous venons de parler, est un fait digne de remarque. Tous sont arrivés aux mêmes résultats généraux par des voies différentes; tous recommandent l'eau de Selters dans les mêmes maladies; tous aussi reconnaissent, et c'est là un grand point, que l'action de cette eau n'est excitante qu'à un degré qui convient précisément à la nature d'une foule de maladies et d'affections diverses. On peut donc, et je me sers ici des expressions de M. *Vetter*, dans les affections fébriles, et en général toutes les fois qu'il existe des congestions, laisser s'évaporer une partie du gaz acide carbonique ou bien la conserver, ce qui vaut mieux, dans un grand nombre de cas, pour augmenter l'action rafraîchissante de l'eau de Selters coupée avec du lait, du petit-lait ou de l'eau sucrée.

Ici se termine notre revue historique et médicale. Nous croyons avoir suffisamment démontré par ce qui précède que, dans tous les temps, les médecins les plus distingués ont reconnu l'eau de Selters pour le médicament le plus précieux dans un très-grand nombre de maladies différentes, pour le seul capable, dans une foule de cas, de ramener les humeurs altérées à leur état normal; tous en vantent l'efficacité dans les cas où, par défaut de diète, l'individu se trouve menacé de maladies graves, et particulièrement dans les hémorrhoïdes, cette maladie à laquelle sont aujourd'hui sujets tous les états, toutes les classes de la société. Ici, il n'y a pas à balancer : il faut passer à l'emploi régulier de l'eau de Selters, aussitôt que les premiers symptômes des hémorrhoïdes se déclarent. Si vous attendez que la maladie ait fait des progrès, qu'elle ait déjà ébranlé l'organisation, l'eau de Selters qui, employée dès le principe, eût été un remède excellent et presque infaillible, devient un remède douteux, faute de ne pas avoir été appliqué en temps utile. Lorsque les eaux de *Wiesbaden*, de *Kissingen*, de *Carlsbad* et de *Marienbad*, ont exercé leur influence et rétabli la circulation dans son état normal, l'eau de Selters, venant continuer leur action salutaire, sera d'un excellent secours pour empêcher le retour du mal. Une diète régulière est la seule condition à laquelle on doit se soumettre dans ces cas.

Pour que l'eau de Selters fasse l'effet qu'on en attend, voici quelles sont les règles les plus généralement suivies. Lespersonnes qui ne souffrent point de la poitrine doivent prendre dès le matin, à jeun, la moitié d'un cruchon d'eau de Selters pure et froide, dans l'espace d'une heure. Si la saison et le temps le permettent, il est bon de la prendre en se promenant lentement à l'air libre.

Cependant, l'expérience a prouvé qu'on peut pour cela rester assis dans sa chambre, et même boire tout en écrivant. Si l'on souffre de la poitrine, ou qu'on ait l'estomac trop délicat pour supporter l'eau froide le matin, on peut ajouter à chaque verre un quart de lait chaud, ou du thé de menthe poivrée avec du sucre, de sorte que le mélange soit tiède. Beaucoup de personnes prennent plusieurs verres le soir, quatre à cinq heures après avoir dîné; d'autres le soir, peu de temps avant de se mettre au lit, ce qui leur procure un sommeil calme et profond. Celui qui boit de l'eau de Selters pour se guérir d'une maladie, doit en prendre un cruchon ou même plusieurs par jour, jusqu'à ce qu'il soit rétabli; alors la quantité pourra être réduite, l'usage de cette eau ne devant plus servir qu'à prévenir une rechute.

Hoffmann a le premier prescrit ce traitement préservatif et prophylactique; il y a déjà plus d'un siècle de cela, et cependant il s'est transmis jusqu'à nous, par la voie de la tradition; où trouver une preuve plus certaine de son excellence? Il est généralement suivi dans tous les pays par des milliers d'individus, pendant tout le courant de l'année, et partout et toujours avec un égal succès.

C'est surtout dans ce traitement préservatif qu'apparaît la supériorité de l'eau de Selters naturelle sur les eaux factices. Pendant que la première facilite la digestion et ouvre l'appétit, même lorsqu'on est habitué à en boire régulièrement depuis un grand nombre d'années, l'eau factice détruit peu à peu la digestion et affaiblit le canal alimentaire, au point qu'on est bientôt forcé de la quitter et de recourir à des remèdes qui puissent guérir le mal qu'elle a fait.

Le pouvoir préservatif de l'eau de Selters se manifeste surtout à Niederselters, et dans les environs de la source, où cette eau sert à la consommation journalière de toute la population depuis un temps immémorial.

Nous ne saurions passer sous silence une application particulière de l'eau de Selters, qui mérite d'être généralement connue : nous voulons parler de son emploi pour rincer la bouche. Toutes les personnes qui en ont fait usage pour cet effet, s'en sont parfaitement trouvées : non-seulement elle nettoie les dents et les gencives des matières muqueuses qui s'y déposent, mais encore elle rafraîchit et fortifie les gencives, conserve aux dents leur émail, et se montre surtout très-propre à en arrêter la carie. Aussi l'eau de Selters est-elle devenue pour bien des dames un objet indispensable de toilette.

Où trouver une boisson plus agréable, plus désaltérante, plus rafraîchissante que l'eau de Selters coupée avec du vin? Ce mélange est en même temps un médicament diététique recommandé par tous les médecins. Pour en augmenter l'agrément par un dégagement rapide et spontané du gaz acide carbonique, on a l'habitude d'y ajouter encore du sucre en poudre. Ainsi combinée, l'eau de Selters devient une boisson dont l'action est salutaire pour le plus grand nombre. Si, accablé par la chaleur, ou au sortir d'un travail manuel ou intellectuel qui a épuisé vos forces, vous buvez un verre tout d'un trait, au moment où l'effervescence se produit avec toute sa vivacité, bientôt vous sentirez vos forces renaître, et tous vos organes, tous vos membres reprendre leur vigueur.

IV.

L'EAU DE SELTERS FACTICE PEUT-ELLE REMPLACER L'EAU DE SELTERS NATURELLE.

Il existe aujourd'hui un grand nombre de laboratoires où l'on fabrique de l'eau de Selters. Cette eau factice est-elle indispensable, est-elle nécessaire? La nature se charge de répondre elle-même à cette question, elle qui, comme nous l'avons déjà vu, produit plus d'eau qu'il n'en faut pour suffire à la consommation totale, lors même que cette consommation deviendrait encore dix fois plus forte qu'elle ne l'est aujourd'hui. Pour que l'eau factice pût remplacer l'eau naturelle, il faudrait qu'elle en possédât toutes les propriétés; or, elle n'en possède que quelques-unes, et encore fort imparfaitement.

L'eau factice se fabrique en réunissant les élémens que l'analyse chimique a démontré exister dans l'eau naturelle. Voilà déjà qui proclame à l'avance son infériorité et toutes ses imperfections, puisqu'il est prouvé aujourd'hui que l'analyse chimique des eaux minérales naturelles ne suffit pas, à beaucoup près, pour expliquer leur efficacité, l'action énergique de ces eaux sur l'économie animale n'étant jamais en rapport exclusif avec les proportions des substances qui les composent et dont les réactifs chimiques font connaître la présence. Pour former ses combinaisons, la nature dispose de moyens qu'il nous est impossible d'obtenir dans nos laboratoires; il nous est même impossible, vu l'imperfection, je dirais presque forcée, de nos analyses chimiques, d'apprécier le mode intime des combinaisons formées par la nature, et d'en connaître, sans exception, tous les principes constitutifs. Pour le prouver, je ne citerai que deux exemples, mais qui sont très-concluans : 1° La différence très-grande qui existe entre la manière dont le calorique se combine avec les eaux minérales naturelles et celle dont il se combine avec les eaux minérales artificielles. Voyez les eaux thermales naturelles : il faut un temps très-long pour que le calorique libre s'en dégage et qu'elles se mettent en équilibre avec la température de l'air atmosphérique ambiant, tandis que le calorique libre de la même eau imitée par l'art s'en dégage promptement. Les eaux de *Wiesbaden*, par exemple, conservent leur chaleur pendant huit jours ; il leur faut un refroidissement de trente-six à quarante heures avant de pouvoir être prises en bains, et on peut les transporter en tonneaux à de grandes distances, sans qu'on ait besoin, lorsqu'elles sont arrivées à destination, de les faire chauffer pour s'y baigner. 2° La combinaison respective des gaz avec les eaux minérales naturelles et les artificielles, combinaison bien plus intime dans l'eau de Selters naturelle que dans cette même eau fabriquée ; celle-ci lâche brusquement son gaz, au point qu'on est obligé, une fois la bouteille débouchée, de se dépêcher de la boire ; et néanmoins le dernier verre est tellement faible, surtout lorsque la température est un peu élevée, qu'il n'a plus qu'une saveur fade, tandis que l'eau de Selters naturelle est aussi piquante au dernier verre qu'au premier. Arrivées dans l'estomac, la différence d'action entre ces deux eaux est encore plus considérable. Le gaz acide carbonique étant interposé d'une manière bien plus intime dans l'eau de Selters naturelle, son dégagement s'effectue avec bien plus de lenteur, et l'action de cette eau devient bien plus douce, plus permanente, et par conséquent bien plus efficace que celle de l'eau de Selters contrefaite.

« Effectivement, dit M. Caventou (1), l'eau de Selters factice produit, chez un grand nombre de malades, des accidens qui forcent de la remplacer par l'eau de Selters naturelle. Le dégagement brusque du gaz acide carbonique occasionne, chez beaucoup d'individus, une distension non moins brusque de l'estomac, accompagnée d'éructations incommodes et parfois même douloureuses, d'agitations et d'une congestion plus ou moins légère vers le cerveau. Nous avons vu, dans quelques cas où la sensibilité de l'estomac était exquise, et où même cet organe était enflammé, l'eau de Selters factice ne pouvoir être supportée, tandis que l'eau naturelle était salutaire. D'autres fois, et lorsqu'on

(1) Page 20 de sa brochure précédemment citée.

administre l'eau de Selters pour calmer les vomissemens, contre lesquels on emploie aussi la potion de Rivière, nous avons vu le dégagement trop subit et trop abondant du gaz de l'eau de Selters factice les augmenter, tandis que l'eau de Selters naturelle les apaisait. Enfin l'on remarque généralement que l'eau de Selters naturelle convient infiniment mieux que la factice aux poitrinaires. La même remarque peut aussi s'appliquer à l'hépatite chronique.

Toute tentative pour reconnaître comment la nature parvient à former dans l'eau de Selters ces deux combinaisons de calorique et de gaz, que l'art ne saurait reproduire, demeure sans résultat, du moins dans l'état actuel de la science. Tout ce que nous savons, c'est que la nature dispose des masses et du temps, qui ne paraissent pas devoir jamais nous être soumis ; elle a encore l'électricité et le magnétisme, deux agens universels des plus puissans à cause de leur action permanente, et qui sont encore enveloppés pour nous de mystère et d'obscurité.

Je terminerai ce petit écrit par un mot sur la manière dont on remplit les cruchons et les soins qu'on apporte à toutes les opérations d'emballage et d'envoi.

V.

REMPLISSAGE ET ENVOI DE L'EAU DE SELTERS.

(Opérations manuelles et administratives.)

Les cruches dans lesquelles on met l'eau de Selters sont fabriquées avec une terre particulière que la nature semble avoir produite tout exprès dans le voisinage de la source ; car nulle part il n'en existe qui remplisse aussi bien toutes les conditions voulues. C'est une terre siliceuse et argileuse, dans une proportion de mélange telle que la chaleur poussée à un certain degré dans des fours construits *ad hoc*, lui donne assez de dureté pour qu'on puisse battre le briquet avec des tessons de ces cruches, en guise de pierre à feu. Sa compacité égale alors celle du verre, qu'elle surpasse de beaucoup en solidité ; aussi ces cruches sont-elles bien préférables aux bouteilles de verre pour le transport.

Leur forme a toujours été la même ; aussi, depuis des siècles, sont-elles connues en Allemagne sous le nom de *cruches de Selters*.

On les distingue, suivant leur grandeur, en cruches

et en demi-cruches. Les premières contiennent deux bouteilles ou deux litres, les secondes un litre seulement.

Toute véritable cruche de Selters (nous disons véritable ; car on ne s'est pas borné à contrefaire l'eau de Selters, on a aussi contrefait les cruches dans lesquelles on la met) porte sur sa face antérieure le cachet aux armes ducales, qui sont un lion couronné, avec le mot *Selters* gravé autour. Au-dessous du cachet sont les mots : *Herzogthum Nassau* (1) (duché de Nassau). La lettre et le chiffre qui se trouvent sur la face postérieure, au-dessous de l'anse, indiquent le nom et l'adresse du fabricant.

Pour éviter l'inconvénient dont nous avons parlé plus haut (2), celui qui résulte du séjour dans les cruches de toute parcelle de matière végétale, il est défendu à tout fabricant de cruches qui fournit l'administration des eaux de Selters d'emballer celles qu'il a à lui envoyer de la manière ordinaire, c'est-à-dire avec de la paille et du foin ; il est tenu de les emballer entre des claies, en remplissant les vides avec du linge. Grâce à cette précaution, il n'arrive presque jamais que le commerce reçoive une cruche dans laquelle le gaz hydrogène sulfuré

(1) Figure I.
(2) Page 21 et 22.

et l'odeur de pourri propre à ce gaz soient développés.

Lorsqu'il est arrivé dans l'établissement une quantité de cruches assez considérable, et que le temps le permet, on procède à leur humectation et à leur épreuve.

Vingt mille cruches environ sont placées à la file, sur des planches étendues à terre ; puis on les remplit d'eau pure jusqu'aux bords. Au bout de trente heures au moins commence la visite. Toute cruche qui, pendant ce temps, a perdu la moindre quantité de son eau, ce qui se reconnaît facilement en ce que l'eau n'est plus au niveau du bord de la cruche, ou dont la forme et l'extérieur présentent le moindre défaut, est rejetée et brisée. Toutes celles auxquelles l'épreuve a été favorable sont vidées et transportées ensuite dans les magasins, où elles restent jusqu'au moment du remplissage définitif.

Dans le cas même où ces cruches n'ont resté que fort peu de temps en magasin, on les rince avec soin avant de les remplir ; puis on les place, le goulot en bas, dans des caisses de nettoyage, afin de laisser écouler l'eau. Cela fait, les puiseuses les mettent dans trois paniers, qui sont suspendus immédiatement au-dessus de la source, et qui s'y plongent tour-à-tour à l'aide d'une machine continuellement en mouvement.

Autrefois, les puiseuses plongeaient elles-mêmes les cruches dans la source, et les remplissaient ainsi à la surface ; mais depuis 1823, l'opération du remplissage se fait au moyen de la machine ci-dessus mentionnée, qu'on a successivement améliorée pour la rendre de plus en plus propre à sa destination. Ce changement a été jugé nécessaire, non-seulement à cause de la propreté, mais pour pouvoir satisfaire aux commandes qui se multiplient de jour en jour ; d'ailleurs l'emploi de ce nouveau procédé fut reconnu ne nuire en rien à la qualité de l'eau. Vu la grande abondance de la source, on parvient aisément à remplir par jour 24,000 cruches, avec le personnel ordinaire.

Aussitôt que les cruches sont placées dans les paniers pour être remplies, on ferme ces derniers au moyen de légers couvercles ou portes en fil de fer. Un tourniquet fait plonger le panier dans la source, les cruches se remplissent dans une couche d'eau que n'atteint pas l'air atmosphérique, et il remonte par le mouvement de ce même tourniquet. Pendant que les puiseuses sont occupées à le décharger, un second plonge, et en même temps un troisième se charge de cruches vides pour aller plonger à son tour. Ainsi la machine se trouve, comme nous l'avons dit, toujours en fonctions.

Les cruches étant remplies, sont placées en files

sur de longues tables, et aussitôt bouchées avec des bouchons du plus fin liége de Catalogne, choisis avec soin et qu'on enfonce autant qu'il est nécessaire. Cette opération se fait avec le plus de promptitude possible, afin d'empêcher le moindre dégagement de gaz acide carbonique.

Sur la face inférieure de chaque bouchon, on lit sous une couronne les mots : « *Nassau Selters*, » avec une verge d'Esculape au bas (1); le tout nettement gravé à chaud. Plusieurs fois déjà l'administration s'est vue dans le cas d'attirer l'attention du public sur cette marque *essentielle* de l'eau de Selters véritable.

Les cruches bouchées sont transportées dans les galeries ; là on coupe le bouchon à ras du goulot, et l'on enveloppe le goulot et l'ouverture d'une capsule en cuir blanc qu'on lie soigneusement avec de la ficelle. Enfin a lieu le poissement, qui se fait en plongeant la capsule dans de la poix bouillante ; on applique alors le cachet de l'administration. Ce cachet porte au milieu le millésime, c'est-à-dire l'année où la cruche a été remplie, et autour les mots : « *Nassau Selters* (2). » A la fin de chaque année l'ancien cachet est mis hors d'u-

---

(1) Figure 2.

(2) Figure 3.

sage, et de ce moment toutes les cruches remplies portent le nouveau cachet.

L'administration n'entretient pas de magasins de cruches pleines; l'abondance de la source et un personnel nombreux permettent de satisfaire immédiatement à toutes les commandes. Il en résulte que l'administration ne livre jamais au commerce que de l'eau fraîche et sortant à peine de la source.

Les envois se font immédiatement, en chargeant les cruches sur des voitures, enveloppées dans de la paille. Cependant, si l'on en fait la demande, on les envoie aussi en caisses ou en paniers.

Le comptoir ducal de Nassau, à Niederselters, est chargé de l'administration spéciale de la source de Selters; il achète les matériaux nécessaires, surveille les remplissages, procède aux envois, et tient la correspondance. Il a, en outre, la direction supérieure des administrations ducale des eaux de *Fachingen*, *Ems*, *Weilbach* et *Langenschwalbach*.

CONCLUSION.

TOUT CE QUI PRÉCÈDE PEUT DONC ÊTRE RÉSUMÉ AINSI :

1° L'eau de Selters est un des meilleurs rafraîchissemens, et de toutes les eaux minérales la plus répandue en Europe et dans les autres parties du monde.

2° Depuis un temps immémorial, cette source a toujours conservé la même composition chimique, et n'a perdu aucune de ses vertus curatives.

3° L'antique réputation de l'eau de Selters s'est maintenue en face de toutes les doctrines médicales qui ont successivement régné, et n'a fait que grandir.

4. L'eau de Selters peut se boire dans tous les pays avec presque autant d'avantages qu'à la source même, le transport et le séjour prolongé dans les caves ou magasins ne lui faisant subir presque aucune altération, et le soin avec lequel les cruches sont bouchées l'empêchant d'éprouver une perte sensible de gaz.

5° L'eau de Selters est de toutes les eaux minérales celle qui convient dans le plus grand nombre de maladies, soit pour les guérir, soit pour les prévenir, soit pour en empêcher le retour.

6° Si l'art est parvenu à composer de l'eau de Selters, en procédant à cette synthèse d'après les résultats de l'analyse chimique, il s'en faut de beaucoup que l'eau factice puisse être considérée comme ayant la même efficacité que l'eau de Selters naturelle.

7° Dans l'eau de Selters naturelle, le calorique et le gaz acide carbonique sont plus intimement réunis à l'eau et s'en dégagent bien plus lentement que dans l'eau artificielle, qui lâche l'un et l'autre avec une grande promptitude.

8° L'eau de Selters naturelle est infiniment plus propre que l'artificielle à conduire le gaz acide carbonique, par toutes les voies, dans l'intérieur de l'organisme, et à faire jouir celui-ci des avantages dus à la présence de ce gaz dans les organes du corps.

9° La composition chimique, d'ailleurs imparfaitement connue, est insuffisante pour fabriquer de l'eau de Selters qui jouisse de toutes les propriétés de l'eau naturelle ; par conséquent, l'art ne peut parvenir à imiter cette dernière qu'incomplètement.

10° En général, l'eau de Selters naturelle est

préférable à l'eau de Selters factice pour la plupart des usages thérapeutiques.

11° La nature elle-même, en fournissant cette eau en si grande abondance qu'il y en aurait encore suffisamment lors même que la consommation deviendrait dix fois plus forte, s'est constituée le plus rude adversaire de la contrefaçon et l'a rendue *inutile*.

12° Enfin, la situation de la source de Selters sur les bords du Rhin, au centre de l'Europe et des nations les plus civilisées, met cette eau à la disposition de tous les peuples de l'Europe et du monde entier.

TABLE DES MATIÈRES.

I. — Histoire et commerce. 10

II. — Propriétés physiques et chimiques de l'eau de Selters. 15

III. — Vertus médicales des eaux de Selters. 36

IV. — L'eau de Selters factice peut-elle remplacer l'eau de Selters naturelle? 62

V. — Remplissage et envoi de l'eau de Selters (Opérations manuelles et administratives). 67

Conclusion. 73

FAC-SIMILE EXACT

des lettres et des signes adoptés par l'Administration de

L'EAU DE SELTERS,

pour distinguer l'Eau de Selters véritable.

Fig. 1.

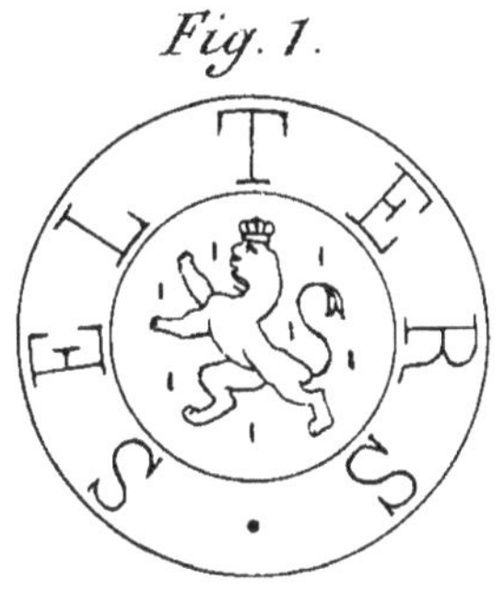

HERZOGTHUM NASSAU.

Fig. 2.

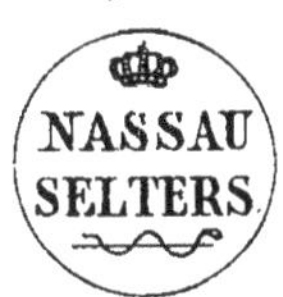

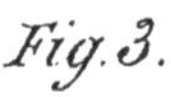
Fig. 3.

Explication des Figures.

Figure 1. *Cachet aux Armes Ducales que porte sur sa face antérieure toute véritable cruche de Selters.*

Figure 2. *Signe qui se trouve à la partie inférieure de chaque bouchon, nettement gravé à chaud.*

Figure 3. *Cachet empreint sur le poissement de la cruche portant au milieu le millésime, c'est-à-dire l'année où la cruche a été remplie.*

lith. de Mousse, pl. du Châtelet, Paris.

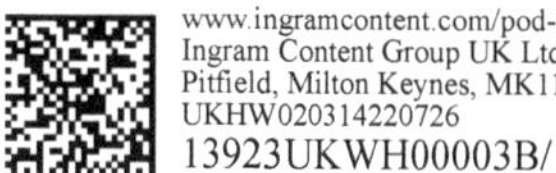
www.ingramcontent.com/pod-product-compliance
Ingram Content Group UK Ltd.
Pitfield, Milton Keynes, MK11 3LW, UK
UKHW020314220726
13923UKWH00003B/1146

9 782019 274313